AF296589

CRÈCHE SAINT-ANTOINE

Cité de Reuilly, rue de Reuilly, 119

18e ANNIVERSAIRE — 3 JUILLET 1865

DISCOURS

SUR LA

VULGARISATION DE L'HYGIÈNE

DE LA PREMIÈRE ENFANCE

PAR LA CRÈCHE

PAR

M. Jean-Baptiste DESPLACE

ANCIEN VICE-PRÉSIDENT DE LA SOCIÉTÉ FRANÇAISE DE BIENFAISANCE DE LONDRES
VICE-PRÉSIDENT DE LA SOCIÉTÉ DES CRÈCHES ET DE LA CRÈCHE SAINT-ANTOINE

PRIX : 1 FRANC

AU PROFIT DE L'ŒUVRE

PARIS

A LA CRÈCHE SAINT-ANTOINE

ET A L'IMPRIMERIE DES CRÈCHES, RUE SAINT-HONORÉ, 338

1865

DISCOURS

SUR LA

VULGARISATION DE L'HYGIÈNE

DE LA PREMIÈRE ENFANCE

PAR LA CRÈCHE [1]

———

MESDAMES, MESSIEURS,

Si vous voulez bien m'accorder cette indulgente attention à laquelle, depuis plusieurs années, vous m'avez habitué, je prendrai encore pour texte de mon discours l'*Hygiène de la première enfance.*

Le sujet est délicat comme l'être frêle qui fait l'objet de notre sollicitude ; il est intéressant et com-plexe comme tout ce qui a rapport à la conservation, au perfectionnement physique et moral de l'homme.

[1] Ce discours n'a pu être prononcé pour cause d'indisposition de l'auteur. Le lecteur est prié d'aider à le propager ; il fera une œuvre utile. M. Marbeau, président de la Société des Crèches, a écrit, après l'avoir lu en épreuves : « Voilà ce qu'il faudrait ré-pandre à millions d'exemplaires ! »

Aucun ne mérite plus d'être étudié sous tous ses aspects.

Dans nos entretiens précédents j'ai signalé à votre attention, si vous vous le rappelez, le lent accroissement de la population de la France et l'excessive mortalité des nouveau-nés. L'année dernière, je vous ai parlé du danger de les exposer au froid. Pour éclairer davantage cette question de population, je débute aujourd'hui en mettant sous vos yeux la statistique de la fécondité comparative des mariages dans douze pays de l'Europe.

Le nombre moyen d'enfants par mariage s'y répartit de la manière suivante (1) :

N° d'ordre.		Moyenne.
1	Bavière	5—5.
2	Saxe	4—8.
2	Hollande	4—8.
3	Autriche	4—7.
3	Sardaigne	4—7.
4	Belgique	4—6.
5	Prusse	4—4.
5	Suède	4—4.

(1) *Revue d'Économie chrétienne*, 1862 (Mars et Avril). Tableau produit par M. Baudot, d'après M. Legoyt, chef de division de la statistique au Ministère des Travaux publics, etc.

6 Russie. . . . . . . 4 – 3.
7 Angleterre. . . . . 4—2.
8 Hanovre. . . . . . 4—1.
9 France. . . . . . . 3—6.

C'est la France, vous le voyez, qui est le dernier de ces pays dans l'ordre de la fécondité des mariages. Il semble donc rationnel que nous soignions nos enfants avec plus de soins, avec plus d'art que nous ne l'avons fait jusqu'ici. Autrement l'infériorité numérique de la population française finirait par produire une diminution de force et de puissance, une véritable infériorité politique.

Je fais valoir ces considérations, purement humaines, pour les esprits positifs auxquels il faut des arguments pour ainsi dire tangibles, et pour ceux qui ont peur qu'on ne pousse à l'accroissement immodéré de la population. La religion, qui d'ailleurs est d'accord avec la politique, nous suffit. Elle nous ordonne d'aimer notre prochain comme nous-mêmes. Ce précepte n'est-il pas plus doux et plus impérieux tout à la fois, lorsque notre prochain est un petit enfant, lorsqu'il faut défendre contre la mort l'innocence et la faiblesse?

On entend répéter tous les jours que la race s'affaiblit; on se plaint du manque de bras dans les campagnes. Eh bien, par une inconséquence qui se remarque souvent dans l'esprit humain, on persiste dans de funestes habitudes d'élevage des enfants ; on continue à commettre sur une vaste échelle l'infanticide par ignorance et par négligence.

Il y a un aphorisme qui dit que, pour faire de bonnes finances, il faut faire de bonne politique. Il serait bien autrement vrai l'aphorisme qui dirait : Pour faire de bonne politique, il faut faire de bonnes générations.

C'est par l'A b c de cette politique que commence la Société des Crèches.

Elle contribue à diminuer la mortalité des enfants en dispensant de l'envoi en nourrice ; elle pose les assises de la santé des populations ouvrières en conservant l'un à l'autre la mère et l'enfant ; elle initie peu à peu la mère à l'hygiène de la première enfance. La modicité de la rétribution qu'elle perçoit n'est pas une charge pour la famille de l'ouvrier, comme les mois de nourrice et la garderie. La mère trouve à la Crèche, auprès des bonnes Sœurs, des consolations et des conseils ; aux heures de défaillance et de tristesse, elle vient s'y fortifier contre les dures réalités de la vie.

C'est dans une agglomération d'ouvriers comme celle qui existe à Paris, et en raison de l'influence de Paris sur la France, que l'on peut le mieux mesurer par la pensée le bien que la Crèche est appelée à réaliser lorsqu'elle aura reçu son plein développement.

En étudiant la vaste et intéressante enquête publiée il y a deux ans par la Chambre de commerce, intitulée : *La Statistique de l'industrie à Paris*, pour 1860, j'ai été frappé du chiffre de la population ouvrière. Il s'élève à 550,280, c'est-à-dire qu'il représente environ le tiers de la population totale sédentaire. Le nombre des ouvrières est de 105,410 ; celui des garçons au-dessous de seize ans est de 19,059 ; celui des filles, également au-dessous de seize ans, est de 6,481.

Le salaire moyen des femmes ressort à 2 fr. 14 c. par jour. Que ces 2 fr. 14 c. par jour viennent à manquer au ménage dont la recette et la dépense s'équilibraient, il sera tout aussitôt dans la gêne.

L'ouvrière obligée de travailler hors de son domicile, dont l'enfant est à la Crèche, conserve la liberté de ses bras et, par son salaire ajouté à celui de son mari, empêche le ménage de s'arriérer et de tomber dans l'indigence. Il n'est pas besoin de faire remarquer que cette aisance relative a une influence directe, immédiate, sur la santé des enfants.

Je lis de tous les côtés, sur les murs de Paris, l'annonce d'une loterie de bienfaisance pour les 20 arrondissements réunis. Dans cette vaste agglomération de la capitale, où tant de misères viennent se cacher, la Commission nous dit qu'il y a 116,000 indigents, groupés en 45,000 familles.

Dans ces chiffres, il serait curieux de connaître la part afférente à la classe ouvrière proprement dite, par quartier et par industrie. On saurait ainsi au juste où est le mal et à combien de ces 45,000 familles la Crèche pourrait être utile. Si l'Administration faisait faire ce travail, dont elle seule a les éléments, la science sociale et la science économique y puiseraient des renseignements précieux.

Cent seize mille individus inscrits à Paris au Bureau de bienfaisance ! Que de misères, hélas ! Vainement on me répète que le chiffre des indigents a diminué. Je réponds : Travaillons à le diminuer encore. C'est un ferment dangereux pour le reste de la population ; c'est une plaie qui l'affaiblit. La misère enfante la démoralisation, la démoralisation enfante la misère et l'aggrave : action et réaction funestes sur elles-mêmes et sur le milieu dans lequel elles végètent !

En vous parlant de la nécessité pour l'État de former de bonnes générations, je n'ai pas seulement en vue le côté matériel de l'homme. Les générations ne sont fortes, dans le sens le plus élevé du mot, qu'à la condition d'être moralisées par le christianisme et éclai-rées par l'instruction. Le christianisme, compris comme il doit l'être, développe, équilibre et guide le mieux la nature morale et physique de l'homme. Il l'empêche de s'affaiblir, il le fortifie en refrénant ses passions; il l'élève au-dessus de la matière en dégageant le sentiment de l'infini que Dieu a mis dans son âme.

Plus il y a dans un État de citoyens se rapprochant de cet idéal, plus cet État est puissant. Prenez·en bloc, comme je l'ai déjà fait remarquer, d'un côté les nations chrétiennes, et de l'autre celles qui ne le sont pas, vous verrez que la suprématie réside dans l'élément chrétien. Voilà pourquoi je me félicite que la Crèche, qui d'ailleurs est ouverte à tous les cultes, soit en pleine atmosphère chrétienne. C'est une incubation qui fait éclore, dans les conditions les plus favorables, les générations qui lui sont confiées.

Effrayé des conséquences meurtrières produites par l'ignorance des parents, en ce qui concerne les soins à donner au nouveau-né, j'adressais l'année dernière les paroles suivantes à S. Exc. M. le ministre de l'instruction publique : « Nous exprimons formellement le vœu que les éléments d'hygiène et de physiologie humaine et comparée fassent partie désormais de l'enseignement primaire. »

J'ai lu depuis, dans le *Moniteur*, qu'on a l'intention de faire pour le cheval quelque chose d'analogue à ce que je demande dans l'intérêt de l'enfant.

M. le général Fleury, aide de camp de l'Empereur, directeur général des haras, dans sa sollicitude pour l'amélioration de la race chevaline, constate, dans une circulaire adressée au mois d'août 1864 aux préfets, « que les hommes pourvus des connaissances nécessaires pour élever le poulain, le nourrir, l'exercer selon son organisation et la fin pour laquelle on le destine, sont peu nombreux. » Il exprime le vœu « de voir s'ouvrir dans chaque chef-lieu de département un cours où serait professé un enseignement approprié à l'élevage, à l'instar de celui que fit autrefois le célèbre Daubenton pour les mérinos. »

« Vous trouverez, je n'en doute pas, autour de vous, dit M. le général Fleury, des médecins ou des vétérinaires qui consentiront à se charger de cette honorable tâche. .   .   .   .

.   .   .   .

« Ces connaissances d'organisation animale et végétale ne serviraient pas d'ailleurs uniquement à l'élève du cheval, elles seraient encore applicables à celle du bœuf, du mouton et des autres animaux domestiques ; à la production de la matière végétale, à la confection et au bon emploi des matières alimentaire et des engrais.

« Enfin, à un autre point de vue, la propagation de ces enseignements, en vulgarisant l'hygiène, ne contribuerait pas peu à la moralisation et au bien-être de la classe ouvrière. Elle donnerait à l'homme des champs et de l'atelier ces connaissances qui rendent la tâche facile, attrayante, et développent l'amour du foyer. »

On ne saurait mieux dire. Au lieu de *cheval* mettez *enfant*, et cette circulaire est parfaitement motivée.

Ce que je vous ai dit l'année dernière sur la viabilité des enfants venus avant terme, et sur le danger du froid pour le nouveau-né, m'a valu d'émouvantes confidences. Elles m'ont donné la mesure du bien que l'on peut faire par la propagation des notions utiles. La mère transmet ces notions à sa fille.... Que de petites créatures peuvent être préservées de la mort avant d'être nées !

Une dame de ma ville natale, d'une rare intelligence, mère d'une nombreuse famille, une de ces âmes tendres et délicates voilées par la modestie, me disait l'automne dernier : « Ah ! monsieur, votre discours a ravivé dans mon cœur une poignante émotion de ma jeunesse.... J'ai des enfants mariés et d'autres qui ne le sont pas, je veux que tous le lisent.... J'avais dix-sept ans. Ma belle-sœur, qui habitait la campagne, mit au monde un enfant deux mois avant terme. La sage-femme déclara que ces sortes d'enfants ne vivaient pas.... qu'il ne fallait pas s'en occuper.... A la vue de ce petit être que l'on condamnait à mourir, je me sentis

prise d'une indicible compassion... Je comprenais in-
stinctivement qu'on pouvait le faire vivre.... J'aurais
voulu le soigner.... Mais une jeune fille de dix-sept
ans, en pareille matière surtout, n'est guère écoutée...
L'oracle avait parlé.... Hé bien, dis-je à cette dame,
qu'arriva-t-il? — Hélas! monsieur, la pauvre petite
créature a lutté près de trois jours.... Elle est morte
de faim et de froid.... Je l'ai vue longtemps, bien
longtemps dans mes rêves.... »

Et malgré les années écoulées, cette dame, en me
racontant ceci, pouvait à peine s'empêcher de pleurer.

L'observation me révèle chaque jour des faits d'une
inhumanité révoltante. Ils sont d'autant plus navrants
qu'ils ont passé dans les habitudes de la population.

J'ai été abordé il y a quelques mois par une jeune
femme mariée depuis deux ans. Avant son mariage,
elle avait été cuisinière dans une maison de ma con-
naissance. Elle était changée,..... son visage était
pâle et triste. « Qu'avez-vous? lui dis-je. Ne seriez-
vous pas heureuse en ménage? — Oh! si, monsieur, mon mari est très-bon pour moi.... mais....
j'ai bien du chagrin! mon enfant est mort!...— Votre
enfant est mort? Et comment l'avez-vous perdu? —
Ma belle-mère, qui demeure à cent lieues d'ici, est
venue au moment de mes couches. Elle a emporté
mon enfant pour le mettre en nourrice dans son pays.

— Quel âge avait votre enfant quand votre mère l'a emporté? — Il était né la veille, monsieur. — Dans quel mois? — Au mois de décembre. — Et quand est-il mort? — En arrivant au pays de ma belle-mère, me répondit-elle en s'essuyant les yeux. — Vous pleurez la perte de votre enfant, lui dis-je, vous l'aimiez tendrement déjà, vous l'avez aimé avant sa naissance, dès ses premiers tressaillements. L'amour maternel aurait dû vous suggérer, ce me semble, que de l'exposer au froid le lendemain de sa naissance, que de l'envoyer à cent lieues de Paris en plein hiver, c'était l'exposer à la mort! On n'enverrait pas dans ces conditions les petits d'un animal. Quand vous demandez un petit chat ou un petit chien qui vient de naître, on vous répond : « Laissez-le une quinzaine « de jours à la mère. »

Je sais bien qu'il y a des nécessités de santé, de position, de commerce, qui commandent l'envoi en nourrice; mais alors retardez cet envoi jusqu'à ce que les organes de l'enfant produisent la chaleur qui lui est indispensable, attendez une quinzaine de jours avant de l'exposer à l'air extérieur. Y a-t-il des nécessités supérieures à la conservation de l'enfant? Faut-il le sacrifier à la vente de quelques quintaux de sucre, de quelques mètres d'étoffe? Est-ce que toutes nos convenances de position et de fortune ne doivent pas être subordonnées à la conservation de la famille? C'est bien assez, c'est trop déjà de l'envoi en nourrice; mais si vous y êtes absolument obligé, diminuez autant que possible le danger de ce déplacement.

Si vous y êtes absolument obligé! Quelle triste alternative! Je vous plains, je plains surtout l'enfant. Quels périls ne court-il pas, envoyé au loin, à la merci d'une étrangère, souvent pauvre, placée entre son devoir et son intérêt! S'il survient une circonstance qui rende nuisible à l'enfant la continuation de ses fonctions de nourrice, l'avouera-t-elle, l'écrira-t-elle à la mère?

Non! Quatre-vingt-dix-neuf fois sur cent, elle sacrifiera la santé de son nourrisson aux quinze ou vingt francs par mois qu'il lui rapporte.

Autre observation qui n'est pas moins importante : La nourrice, dit-on, finit par s'attacher à son nourrisson. Confessons, à l'honneur de la nature humaine, que cela est vrai dans beaucoup de cas; mais comme c'est dans les premiers jours, dans les premières heures de sa vie, que l'enfant a besoin de plus de soins, il s'ensuit que le temps qu'il faut à sa nourrice pour s'attacher est le temps le plus précieux perdu pour lui. Peut-elle toujours résister à la tentation de prendre sur la part de l'enfant étranger, en soins, en tendresse, en aliments, pour le donner à son propre enfant?

Au surplus, en supposant la tendresse à la nourrice, reste encore le danger de la routine et de l'ignorance.

L'habitude de serrer l'enfant dans son maillot commence à se perdre dans quelques localités et dans la bourgeoisie qui a des nourrices sur lieu, mais dans la plupart des campagnes elle est encore telle que l'avait observée Buffon.

« A peine, dit-il, l'enfant est-il sorti du sein de la mère, et à peine jouit-il de la liberté de se mouvoir et d'étendre ses membres, qu'on lui donne de nouveaux liens. On l'emmaillotte, on le couche, la tête fixée et les jambes allongées, les bras pendants à côté du corps ; il est entouré de langes et de bandages de toute espèce, qui ne lui permettent pas de changer de situation. Heureux si on ne l'a pas serré au point de l'empêcher de respirer, et si l'on a eu la précaution de le coucher sur le côté, afin que les eaux qu'il doit rendre par la bouche puissent tomber d'elles-mêmes ; car il n'aurait pas la liberté de tourner la tête sur le côté pour en faciliter l'écoulement (1). »

Jean-Jacques Rousseau, dans son *Émile*, remarque « que l'enfant ainsi serré fait continuellement des ef-

(1) Buffon, *Histoire naturelle*, t. IV, p. 190, in-12.

forts inutiles qui épuisent ses forces ou retardent leurs progrès. »

« Une contrainte si cruelle, dit-il, pourrait-elle ne pas influer sur le tempérament des enfants? Leur premier sentiment est un sentiment de douleur et de peine; ils ne trouvent qu'obstacles à tous les mouvements dont ils ont besoin : plus malheureux qu'un criminel aux fers, ils font de vains efforts, ils s'irritent, ils crient. Leurs premières voix, dites-vous, sont des pleurs? Je le crois bien : vous les contrariez dès leur naissance, les premiers dons qu'ils reçoivent de vous sont des chaînes, les premiers traitements qu'ils éprouvent sont des tourments. N'ayant rien de libre que la voix, comment ne s'en serviraient-ils pas pour se plaindre? Ils crient du mal que vous leur faites; ainsi garrottés, vous crieriez plus fort qu'eux. »

On peut ajouter à ces fines observations de Rousseau, exprimées en un si beau langage, que de là viennent une foule de maladies qui affligent la vie entière. N'entend-on pas tous les jours des personnes atteintes d'infirmités chroniques, et des mères dont les enfants sont estropiés, en faire remonter la responsabilité à la nourrice?

Je suppose qu'elle est honnête, qu'elle ne spécule pas sur l'alimentation de l'enfant. Le nouveau-né ne

dépérit pas seulement par suite d'une nourriture insuffisante, mais encore parce qu'elle peut ne pas être
appropriée à son âge et à son estomac.

« Il n'est point de médecin, dit M. le docteur
Alexandre Mayer, qui n'ait eu à combattre des affec-
tions chroniques des voies digestives chez des enfants
ramenés de nourrice, et qui n'avaient pour origine
que le délaissement, le manque de soins ou la mauvaise nourriture.

« Pour notre compte, nous en avons vu revenir
dans un état d'épuisement tel qu'ils ne tardaient pas
à succomber ; ou, s'ils résistaient aux atteintes de la
maladie, ils étaient condamnés à traîner jusqu'à la fin
de leurs jours une existence misérable : car, on ne
saurait en douter, une constitution délabrée dès le
premier âge se rétablit malaisément, et quand un
fonds organique est vicié d'une certaine façon, le mal
est irréparable, parce que la vie est menacée dans sa
source la plus profonde. »

M. le docteur Mayer, en sa qualité de médecin,
connaît par expérience les dangers de l'envoi en nourrice. Mais, désespérant d'extirper une habitude enra-
cinée dans nos mœurs, il a cherché à en atténuer les
conséquences. Il a publié un projet dont nous n'avons
pas à examiner ici la portée pratique. Nous l'accueil-
lons avec reconnaissance, parce qu'il révèle chez son

auteur une âme ardente au bien, pleine de tendre sollicitude pour le petit enfant.

C'est un effort dans la bonne direction. Tout ce qu'il dit d'ailleurs à l'appui de son projet est dans l'intérêt de notre cause.

Écoutons-le parler :

« C'est une croisade que nous allons diriger contre une coutume inconcevable, absurde, barbare, celle qui a prévalu, d'abandonner, quelques heures après sa naissance, un être chéri et dont la venue était ardemment désirée, à une grossière paysanne qu'on n'a jamais vue, dont on ne connaît ni le caractère ni les mœurs, et qui s'en va, emportant notre trésor, dans un coin ignoré de la province, dont le nom, parfois, ne se trouve même pas indiqué sur la carte de France.

« Il y a là quelque chose qui révolte à ce point le bon sens et le sens moral, que dans vingt ans on refusera d'y croire. Et, qu'on le sache bien, ce sont d'excellents cœurs de mères qui se résignent à un pareil sacrifice, sans autre signe de révolte que quelques larmes furtives, qu'elles cachent avec soin, comme un tribut payé à l'humaine faiblesse.

« Si nous ajoutons maintenant qu'on n'a pas toujours la mince satisfaction de remettre directement le nouveau-né aux mains de celle qui doit lui donner son lait, et que les entremetteuses viennent à Paris, à certaines époques, recueillir des nourrissons pour les répartir ensuite dans leur pays, on se récriera contre une allégation aussi invraisemblable. Rien, pourtant, n'est plus exact, et c'est une industrie régulièrement organisée, une véritable *traite*, non moins riche en péripéties que celle des nègres.

« La traite des enfants se fait à l'aide de *meneuses* : c'est le nom qu'on donne aux femmes qui ramassent à Paris les nouveau-nés et les conduisent en province chez les nourrices. Une de ces mégères comparaissait dernièrement devant la sixième chambre, sous l'inculpation de faits odieux se rattachant à son trafic. Nous ne saurions mieux faire que de rapporter les détails de cet horrible drame, d'après la *Gazette des Tribunaux*.

« Il s'agit d'une femme Laumain, une campagnarde de la Nièvre, qui, après avoir été nourrice elle-même, s'est constituée meneuse.

« Voici comment elle procédait :

« Elle prenait à Paris, dit le journal que nous citons, des enfants qu'elle se chargeait, moyennant une petite rétribution, de placer chez les mères nourrices de son pays; et les conditions, au premier abord, paraissaient avantageuses, car elle ne prenait que 15 fr. pour un voyage qui lui coûtait 41 fr., aller et retour; mais, comme elle emportait quelquefois trois ou quatre colis (c'est des enfants que nous voulons parler), elle touchait, par le fait, 45 ou 60 fr., et bénéficiait déjà sur ce premier article.

« Puis elle convenait avec les parents de 18 ou 20 fr. par mois, et ne donnait aux nourrices de seconde main que 15 ou 16 fr.: second bénéfice.

« Enfin, elle usait et abusait du linge et des vêtements qui lui étaient confiés pour ces malheureux petits êtres, en en conservant une partie ; ne remettant à l'une que ce qui avait déjà servi à l'autre, et cela jusqu'à la dernière extrémité, car un témoin déclare qu'elle ne lui a livré pour envelopper son nourrisson que ce qu'elle appelle *quatre méchants drapeaux.*

« Pour arriver à ses fins, il lui fallait chercher des nourrices au rabais ; aussi qu'advenait-il souvent ? c'est que les enfants dépérissaient et qu'il fallait tenter une seconde, une troisième, quelquefois même une quatrième nourrice.

« Elle faisait plus : au lieu de placer les nourrissons dès son arrivée dans son pays, elle tardait pendant cinq, six, huit jours, et nourrissait au biberon des enfants qui ne s'accommodaient pas toujours de ce régime, et ne se relevaient que si leur bonne étoile leur faisait rencontrer un lait généreux.

« Et pendant ce temps, les parents payaient comme si tout eût marché selon leurs désirs. Mais ils étaient complétement trompés. La femme Laumain ne leur faisait jamais connaître la nourrice, et entretenait leurs illusions en leur écrivant de temps à autre, sous des noms supposés, que leur enfant allait très-bien.

« Il a fallu à une mère l'intervention du maire et du juge de paix pour arriver à savoir ce que le sien était devenu.

« Les plaintes sont venues, à la fin, et la femme Laumain a été citée devant la sixième chambre. Elle avait contre elle une prévention, non-seulement d'abus de confiance, mais d'homicide par imprudence. Cette dernière inculpation a été écartée par le tribunal.

« Quant aux faits constituant l'abus de confiance, elle ne peut les nier. *Mais*, dit-elle *cela ne regarde personne, pourvu que les enfants soient élevés.*

« Elle croit même avoir rempli son devoir en élevant un enfant au biberon pendant un temps plus ou moins long, et cette malheureuse phrase lui échappe : *J'en ai élevé un qui est mort très-bien portant.*

« Il est pénible de voir le burlesque de ce langage se mêler à des faits trop sérieux, car si les sommes détournées sont peu importantes, les moyens employés, et qui ne le sont probablement pas par la prévenue seule, ont un caractère singulièrement odieux.

« Le tribunal, sur les conclusions conformes de M. l'avocat impérial de Thévenard, et après avoir entendu la défense présentée par Mᵉ Legros, a condamné la femme Laumain à deux mois de prison et 25 fr. d'amende. »

« Après la douloureuse impression que produira ce récit, on voudra se persuader, sans doute, qu'il s'agit là d'un fait rare, isolé, et dont on aurait tort de s'alarmer outre mesure. Eh bien, qu'on se détrompe : le martyrologe de ces pauvres créatures que le chemin de fer emporte chaque jour au loin est plus riche qu'on ne croit en cruautés de ce genre. »

M. le docteur Mayer fait observer avec raison que bien souvent il doit y avoir des erreurs d'identité. « Au fait, dit-il, qui vous la garantit ? N'est-il pas permis de supposer, sans faire de trop grands frais d'imagination, que dans ce mélange de tant d'enfants dans un même wagon et au milieu de la nuit, quelques échanges aient pu se commettre ?....

« Vous frémissez, jeunes mères, devant cette hypothèse ; et pourtant il faut compter avec elle, car elle a dû se réaliser quelquefois ; et en pareille matière, le seul doute est un supplice plus terrible que tous ceux qu'a inventés Dante. »

En présence de ces abus, de ces maux qui atteignent la famille dans sa source, M. le docteur Mayer a eu l'idée de former une *Société protectrice de l'enfance.*

Cette Société doit avoir pour objet :

1° De préserver le premier âge des dangers du mode actuel d'allaitement par des nourrices salariées, loin des parents, sans surveillance suffisante et sans garantie efficace ;

2° De mettre en pratique les ressources dont dispose l'hygiène pour le développement physiologique des enfants, avant d'entreprendre la culture de leur intelligence ;

3° De poursuivre simultanément, à l'âge opportun, l'éducation matérielle, morale et intellectuelle.

La Société devra se proposer d'atteindre ce triple but par des COLONIES MATERNELLES qui seront établies dans le voisinage des grandes villes, et où des nourrices de choix seront entretenues pour l'élève des enfants au sein ou au biberon. Des vaches laitières de race supérieure réunies dans ces établissements fourniront le lait nécessaire à l'allaitement artificiel des nourrissons.

Des prix seront institués en faveur des nourrices qui auront le mieux accompli leur tâche.

« Il nous paraît hors de doute, dit le docteur Mayer, que les parents ne regardent comme une bonne fortune la possibilité de faire élever leurs enfants presque sous leurs yeux, puisqu'ils pourront à tout instant du jour s'assurer de leur état de santé, leur prodiguer d'affectueuses caresses, avec la certitude que, sous le rapport du comfort, rien ne leur manque ; qu'une administration vigilante et un médecin capable étendent incessamment sur eux une surveillance active et éclairée, et qu'enfin les liens de famille ne sont point rompus entre eux, comme il arrive dans l'état de choses actuel (1). »

Ne remarquez-vous pas, à mesure que je cite M. le docteur Mayer, que les avantages formulés dans le programme de la *Société protectrice de l'enfance* sont depuis vingt ans réalisés par la Crèche ? Développement physiologique par une alimentation appropriée à l'âge, par l'hygiène ; rudiments d'éducation, caresses et surveillance des mères, médecins capables et dévoués, la Crèche offre tous ces avantages, plus un, qui est incomparable, qui domine tous les autres, c'est celui qui permet à la mère d'allaiter son enfant.

Nous serions peiné que M. le docteur Mayer vît l'ombre d'une critique dans ce parallèle. Nous n'agissons pas sur le même public, nos moyens doivent

(1) *De la création d'une Société protectrice de l'enfance pour l'amélioration de l'espèce humaine par l'éducation du premier âge,* par le docteur Alex. Mayer, médecin de l'Inspection générale de la salubrité et de l'hospice impérial des Quinze-Vingts, etc. — *Paris,* librairie des Sciences sociales, rue des Saints-Pères, 13 (1865).

être différents. Le projet de M. Mayer s'adresse à la mère qui, hors d'état d'allaiter, peut payer des mois de nourrice. La Crèche a été fondée pour la mère obligée de travailler hors de son domicile, pour l'ouvrière qui a besoin de l'économie que lui offre notre œuvre.

La colonie de M. Mayer est une Crèche sans la mère, avec la dépense de la nourrice en plus. Telle qu'elle est, et réduite aux cas forcés d'envoi en nourrice, elle peut rendre de grands services aux familles et à l'art d'élever les enfants.

Incontestablement cet art commence à provoquer l'attention publique. L'œuvre des Crèches, qui offre à la fois le précepte et l'exemple, n'a pas peu contribué à ce résultat. Encore quelques efforts, et cette importante question sera à l'ordre du jour.

Ici c'est un médecin, M. le docteur Caron, qui fait avec succès un cours d'hygiène de la première enfance; là c'est un autre médecin, dont le nom ne me revient pas, qui, écrivant sur la matière, a frappé un mot pour la chose. En présence de la sylviculture, de l'horticulture, de la pisciculture, etc., il a pensé que l'enfant méritait bien autant d'être cultivé que les arbres forestiers, les plantes des jardins et les poissons. Il donne à l'art d'élever les enfants le nom de *puériculture;* littéralement : culture de l'enfant.

Dans le département de l'Aisne, à Guise, c'est un industriel, M. Godin-Lemaire, qui, animé d'une sollicitude toute paternelle pour le bien-être matériel et moral de ses ouvriers, leur fait construire une cité-modèle dans laquelle se trouvent une Crèche et un Asile. Tout est combiné, dans cette cité, en vue de la liberté individuelle. L'ordre et l'épargne y préviennent la démoralisation et la misère. M. Godin-Lemaire a donné le nom de *Familistère* à son établissement. J'aurais autant aimé une autre dénomination ; elle rappelle involontairement à l'oreille le Phalanstère de Fourier.

M. Godin-Lemaire, par des motifs qu'il explique, appelle sa Crèche : *Pouponnat*, et son Asile : *Bambinat*. Qu'importe le nom, pourvu que nous ayons la chose !

Espérons que d'autres industriels suivront le bon exemple de M. Godin-Lemaire.

Des hommes de la science, d'un autre côté, étudient, observent, expérimentent avec une patiente ardeur des théories nouvelles relatives aux nouveau-nés.

Ainsi, à la Maternité, on constate maintenant le progrès ou le dépérissement des nourrissons à l'aide de balances : on les pèse. Ce moyen a été importé par M. Hervieux, médecin en chef de cet hospice, et est fort employé par la sage-femme en chef, Mme Aliot.

M. Guyon, chirurgien adjoint du même hospice, a eu l'obligeance d'appeler mon attention sur un ouvrage nouveau, intitulé : *De la mort par inanition, et Études expérimentales sur la nutrition chez le nouveau-né* (1).

Comme cet ouvrage a été publié sous le patronage des médecins éminents de la Maternité, il en résume naturellement les doctrines.

De la mort par inanition ! Ces mots vous font frémir.... On voudrait se refuser à les croire ! Rien n'est plus vrai cependant. La mort par inanition est le résultat, soit d'une nourriture insuffisante ou mauvaise, soit d'une nourriture qui n'est pas appropriée à l'estomac de l'enfant. M. le docteur Bouchaud, ex-interne à la Maternité, et qui n'avance que ce qu'il a constaté par une longue observation, s'exprime ainsi : « A l'aide de la balance, j'ai bien vite acquis la triste conviction que la plupart des enfants succombaient par suite d'inanition (inanitiés). »

L'auteur part de cette remarque que le nouveau-né perd de son poids les premiers jours.

« Tout enfant, dit-il, qui se trouve dans de bonnes

(1) Thèse pour le doctorat, par Jean-Baptiste Bouchaud. *Versailles*, Beau jeune, 1865.

conditions, doit avoir repris le poids de sa naissance au moins le septième jour ; le poids sera atteint d'autant plus tôt que les conditions seront meilleures ; mais généralement l'enfant perdant le premier et le deuxième jour, et ne commençant à augmenter que le troisième, c'est du quatrième au septième qu'il aura repris son poids primitif. Si ce jour est dépassé, il faudra en rechercher la cause, et presque constamment elle sera facile à trouver, soit du côté de la mère, soit du côté de l'enfant....

« Si l'on passe en revue les différentes causes de diminution, on est de suite frappé de ceci : c'est que la moindre maladie de la mère se traduit tout aussitôt chez l'enfant par une diminution de poids. »

Je dois vous dire, en passant, qu'à la Maternité le lait de vache est vu d'assez mauvais œil. On l'accuse d'être extrêmement indigeste pour la plupart des nouveau-nés.

« Quelquefois, dit M. Bouchaud, le lait de vache sera bien supporté, quoique le plus souvent il soit vomi et devienne nuisible, en irritant les voies digestives. Nous n'en persistons pas moins à dire que le biberon doit être banni des hôpitaux, et que le tolérer c'est absoudre l'infanticide. Si enfin l'emploi exclusif du biberon devient une nécessité, *que le lait soit le plus frais possible, coupé avec de l'eau sucrée, tiède et non bouilli;* qu'on le donne par doses de 50 à 60 grammes toutes les deux heures en moyenne, soit 5 à 600 grammes en 10 ou 12 fois dans les 24 heures. »

.   .   .   .

« Un bon lait de femme, voilà, aux yeux de tous ceux qui se sont occupés des enfants dans les hôpitaux, la première condition de vie du nouveau-né. »

Influons sur les mœurs par la vulgarisation de l'hygiène, et les mœurs influeront sur la législation. Ainsi la loi qui oblige de présenter les enfants à la mairie dans les trois jours de la naissance tombe peu à peu en désuétude ; elle ne tardera probablement pas à être abrogée. Dans un grand nombre de départements, elle n'est plus observée : la naissance s'y constate par une simple déclaration. Cependant, pour empêcher les substitutions d'enfants, il serait plus sûr de la constater, comme les décès, à domicile.

Une réforme est nécessaire aussi quant à l'époque de la présentation de l'enfant sur les fonts baptismaux. L'Église, qui s'est toujours montrée si tendre pour le petit enfant, qui l'a défendu contre la barbarie des lois et des coutumes antiques; qui, au bout de treize siècles, a cessé de le baptiser par immersion, trouvera, nous en avons l'espoir, un moyen de retarder cette présentation jusqu'au quinzième jour de la naissance. Elle dispensera de l'exposer prématurément à l'air extérieur. Ne pourrait-elle pas, par exemple, conférer provisoirement le baptême à domicile?

La fin de mon discours, à laquelle j'arrive, en est en même temps, si je ne m'abuse, la partie capitale.

J'ai dit, il y a quelques années, que la Crèche était appelée à devenir un jour un modèle d'élevage des enfants; que la Société des Crèches, gardienne des traditions de l'œuvre, recueillerait successivement les données théoriques confirmées par l'expérience et en formerait un corps d'enseignement pratique.

J'ai eu l'honneur de communiquer, il y a trois ans, au Conseil de la Société des Crèches, un projet qui me semble de nature à hâter ce résulat. Je le livre aujourd'hui à la publicité, afin de provoquer des observations et des suggestions dont le Conseil fera son profit.

Je me suis dit : Il y a une école de sages-femmes qui aident l'enfant à venir au monde; pourquoi n'y aurait-il pas une école où des religieuses et des femmes laïques étudieraient l'art de le soigner, une fois qu'il y est venu? Supposons ce projet accueilli par le Gouvernement : pourquoi la Société des Crèches ne solliciterait-elle pas respectueusement le souverain Pontife pour qu'il autorise les ordres de femmes le plus particulièrement consacrés à l'instruction du peuple et au soulagement des malades, à envoyer à cette école spéciale celles de leurs religieuses qui montreraient le plus de vocation? Là, à la Maternité par exemple, sous la direction de médecins et de sages-femmes, elles suivraient un cours complet, théorique et pratique, d'élevage des enfants. Il leur serait délivré un diplôme. C'est à cette école que les Crèches demanderaient des Sœurs. Ces Sœurs diplômées, disséminées, comme leurs établissements, dans toute la France, en contact journalier avec le peuple, y propageraient les bonnes méthodes. A la Crèche, les mères auraient sous les yeux une démonstration permanente. Ajoutez à cela, comme nous l'avons demandé, l'enseignement par l'instituteur primaire des notions élémentaires d'hygiène et de physiologie humaine et comparée, et dans un demi-siècle, sous le rapport de l'accroissement et de l'amélioration de la race, la France sera transformée!

Ces idées ne ressemblent en rien, que je sache, à une utopie.

Elles se réaliseront, plus ou moins modifiées,.... je ne sais quand....

L'idée, cette fleur de l'âme, est, le plus souvent, comme ces fleurs des bois attendant que le vent leur apporte la poussière odorante qui doit les féconder.

Jean-Baptiste DESPLACE.

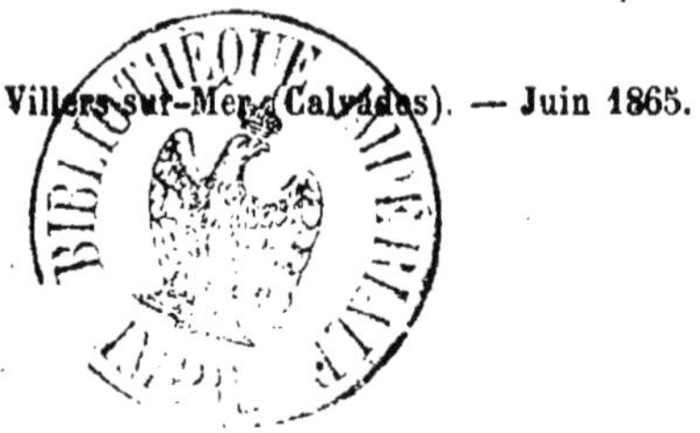

Villers-sur-Mer (Calvados). — Juin 1865.

1532 — Paris, imprimerie Jouaust, rue Saint-Honoré, 338.

9 782019 246297